Mónica Álvarez Álvarez
http://TuCoachingNutricional.com

# 13 indispensables que no deben faltar en tu maleta de #mamaadieta

## Mónica Álvare Álvarez

Mónica Álvarez Álvarez
http://TuCoachingNutricional.com

Mónica Álvarez Álvarez
http://TuCoachingNutricional.com

*Dedicado a mi madre Mª Teresa Álvarez,*

*Que me enseñó el delicado equilibrio entre*

*Cuidarse y pasar hambre.*

# Índice

6. Alimentos frescos y saludables en tu nevera y despensa
7. Papel, boli, lápiz, taco de post it
8. Cámara de fotos
9. Maquillaje actualizado
10. Dos cambios de ropa nueva, que te siente bien, y que sea de tu talla actual
11. Báscula
12. Grupo de amigas con la que compartir avances y mucho más
13. Asesoría personalizada

#6. Agradecimientos
#7. Minicurso gratuito #mamaadieta

# #1. Quién soy yo y por qué te cuento todo esto

*Fruto de mi experiencia de 20 años en el campo de la terapia y la nutrición fundé hace 1 año la página web y la comunidad privada Tu coaching nutricional en la que ayudo a muchas mujeres a lograr su sueño de bajar de peso sin comprometer su salud y sus costumbres. Y no sólo eso, sino que además les ayudo a descubrir a la diosa que llevan dentro, en todo su esplendor y belleza.*

## Mi relación con la nutrición a lo largo de mi carrera

- Soy psicóloga desde hace más veinte años y hace quince me especialicé en terapia de pareja y familia. Es en la familia donde comienzan los problemas con la nutrición, las costumbres alimenticias, las relaciones que engordan... Trabajé con familias con problemas de trastorno de alimentación cuando este tipo de problema comenzaba a ser un boom en España.

- Desde mi formación como terapeuta sistémica acostumbro a ver a las personas no como entes aislados sino como seres inmersos en sistemas de personas, tales como su familia, sus amigos, sus compañeros de trabajo, sus amigos en internet y en las redes sociales... Las personas influimos a otras personas y a nuestro entorno y somos influenciados por ello. Somos la suma de muchas circunstancias que interactúan todas entre

7

sí y nos convierten en las personas que somos.

- Desde mi formación como kinesióloga descubro que además cada una de nosotras es un sistema formado por muchos subsistemas más pequeños, a su vez formados por nuevos subsistemas. Todos interactúan entre sí influyéndose e influyendo. No se puede tener en cuenta la parte física de una persona sin tener en cuenta a su vez su parte mental, emocional, espiritual... Así como los diferentes sistemas que forman su cuerpo físico. La nutrición es la base de la salud ya que consiste en el suministro desde fuera del cuerpo de la energía que la persona necesita. Cuanto más cercanos a la cadena de la vida sean los alimentos más sintonizarán con nuestro sistema digestivo. Hoy en día la comida procesada lleva en sí muchos componentes artificiosos que nuestro cuerpo sencillamente no sabe descomponer, digerir, asimilar... quedando atrapados en nuestro cuerpo dentro del tejido adiposo. Mediante una alimentación adecuada puede conseguirse el equilibrio necesario para lograr un nivel óptimo de energía que nos permita ser plenas y felices.

- Hace cuatro años decidí tomar un curso de Nutrición para completar mis conocimientos en este campo.

- Me interesan las razones más allá de la parte más mecánica del adelgazamiento. Si la solución fuera hacer dieta y ya está, no habría problemas de obesidad. La cuestión es que hay razones emocionales, energéticas, sociales, familiares... que influyen en nosotros haciendo que adelgazar sea bastante más complejo de lo que parece en un principio, siendo necesario el tratamiento individualizado basado en los puntos fuertes y débiles de cada persona.

- A día de hoy sigo trabajando con personas, formándome en diferentes aspectos de la nutrición y la psicología de la persona obesa.

- Hace un año fundé la web http://TuCoachingNutricional.com y la comunidad privada del mismo nombre. A día de hoy nuestras mujeres están cosechando éxitos no sólo con su dieta sino con su manera de afrontar la vida, la belleza, el ejercicio…

A lo largo de mi vida he tenido diferentes altibajos respecto a mi peso, por lo cual comprendo la tragedia de la persona obesa porque la he vivido en mi propio cuerpo. Puedes leer más sobre mi historia personal en mi página web:

http://www.tucoachingnutricional.com/p/sobre-mi.html

## Libros, cursos y video cursos publicados

- En 2014 he publicado el libro **"Beber agua. Adquiere el hábito de hidratarte en sólo 9 días"**, auto publicado en Amazon, en el que doy unas pautas claras y sencillas a lo largo de nueve días para adquirir un hábito fundamental y que pocas personas tenemos: beber líquido suficiente para estar hidratada. (http://adquiereelhabitodehidratarte.blogspot.com.es/ )

- "El ombligo de Atenea. Arquetipos, roles femeninos y mujeres del siglo XXI". Pequeño libro que arroja luz al papel de la mujer en este siglo, a través de los arquetipos de las diferentes diosas del panteón griego. (http://elombligodeatenea.blogspot.com.es/ )

- En preparación, está el libro **"¿Te apetece un smoothie? Prepara y disfruta tus propios batidos caseros de fruta y verdura"**. En él te explico todo lo que necesitas saber sobre estas bebitas tan interesantes, nutritivas, energéticas y fáciles de preparar.

- En preparación también el libro **"3 kilos / 30 días"** aunque puede disfrutarse en formato curso dentro de la comunidad Tu coaching nutricional. Se trata de una reflexión diaria a través de la que te invito a ver tu problema de sobrepeso como algo más que un problema de conducta.

- En preparación el curso/libro **"101 retos para verte y sentirte mejor"**. Un reto para cada día a través de los cuales empoderarte e ir tomando conciencia de tu belleza tanto interna como externa y aprender a quererte más y más cada día.

- Curso **"Relajando el cuerpo, la mente y el espíritu"** A través de diferentes ejercicios de relajación entrena a todo tu ser a relajarte en el mínimo tiempo posible siempre que puedas necesitarlo.

- Videocurso **"Menús que te inspiran y te adelgazan".** Todos más o menos sabemos qué hemos de comer y qué no en una dieta sana. ¿Pero lo sabemos realmente? ¿O estamos influenciados por tanto que hemos leído sobre dietas milagro? ¿Quieres saber realmente qué supone una dieta sana? En este curso encontrarás además varios consejos sobre cómo crear tus propios menús nutricionalmente sanos.

- Videocurso **"Alimentos que sanan"**. Cuando atravesamos un periodo de estrés o emocionalmente intenso solemos tender a dejar de comer, o comer de bocadillos, saltarnos comidas... Alteramos nuestras reservas nutricionales en un momento en el que necesitamos que estén a tope, precisamente por el desgaste psíquico y emocional que estamos sufriendo.

- Videocurso **"¿Temes los atracones?"**. ¿Por qué se produce un atracón? ¿En qué momentos serás más susceptible de que sucedan? ¿Qué puedes hacer para evitarlo. Descúbrelo en este curso, que seguro que te aporta una nueva visión de la situación.

- Videocurso **"La culpa y cómo gestionarla"**. A todas nos ha ocurrido que nos hemos saltado la dieta. Eso es algo habitual que ocurre muchas veces. Sin embargo seguir y o no con la dieta dependerá de cómo gestionemos la culpa que nos ocasione. En este vídeo te explico los mecanismos de la culpa y cómo gestionarla.

- Videocurso **"Eres lo que te obligaron a comer"**. Video que grabé para el programa Family and Food de Gema Sánchez y Pilar Gómez San Miguel. La manera de "enseñar" a comer cuando éramos niñas incluía el obligar a comer cantidades y alimentos que los adultos decidían que eran adecuados para los niños. Otro aspecto más de la educación conductista que queremos evitar a nuestros hijos. Pero muchas de nosotras lo vivimos así. ¿Te has parado a pensar qué consecuencias tiene esto en tu vida nutricional adulta?

**Salvo los libros que están a la venta, todo esto es material exclusivo de la Comunidad Tu Coaching Nutricional.**

Descubre más sobre lo que publicaré en el futuro en:

http://www.hazteexperta.com/libros-propios/

## Colaboran conmigo

No estoy sola.

Me acompaña en este viaje:

- **Pilar Martínez**, Coach Nutricional

**Descubre todo acerca de estas profesionales aquí:**

http://www.tucoachingnutricional.com/p/sobre-mi.html

## Lo que he aprendido sobre nutrición a lo largo de estos 20 años

- La prohibición de un alimento sólo sirve para provocar precisamente su deseo de comerlo
- Las dietas hiperrestrictivas sólo llevan a un efecto goma mediante en un lapso de tiempo lograr recuperar los kilos que perdiste y alguno más
- Es necesario alimentarse adecuadamente todos los días
- Imprescindible hacer entre 5 o 6 comidas diarias y beber 2l de agua (o líquidos diversos)
- La dieta sin ejercicio no es más que un parche para una temporada
- La dieta sin un cambio profundo en el modo de vida no funciona
- Para un cambio profundo en el modo de vida es preciso estar muy motivada, tener un grupo de apoyo que esté en lo mismo que tú y unas profesionales que te guíen en el proceso

## #2. Que dicen de mí quienes ya están trabajando conmigo como coach nutricional

Me encanta la visión holística y tu capacidad de captar la esencia básica para el desarrollo de la mujer

*Stephanie Bianchi*

Porque no pretendemos ponernos a dieta y adelgazar, nuestro objetivo es mucho más ambicioso. Creo que todas estamos en nuestro mejor momento vital y que es necesario que todo el mundo pueda ver nuestra belleza.

*Pilar Martínez Alvarez*

Para mí no es un asunto estético. La visión global que ofrece Mónica es sobre la comunión del cuerpo y la mente, sobre volver a ser dueñas de

nuestros destinos. Este libro trata de cómo retomar el timón de todas de nuestra vida.
*Rocío Cuellar*

Creo que el título no hace justicia al programa. Yo no quiero ser más una mamá a dieta. En el programa aprendo a valorar y querer a mi cuerpo y por ello a mimarlo, no sólo con la alimentación, que por supuesto es importante, sino con el ejercicio, los cuidados de belleza y sobre todo cuidando mi autoestima. Voy a mirarme y quererme más y ello influirá positivamente en quienes me rodean, sobre todo en mis hijos. Gracias.
*Montse Glez. Berdayes*

Con la ayuda de este programa y de Mónica y Pilar, he perdido 8 kilos, nunca pensé conseguirlo, pero la compañía del grupo se nota.
*Taty Mabon*

La compañía y el asesoramiento del programa me ha servido para consolidar una pérdida de peso que comencé hace 2 años (perdí 16 kilos acompañada por Mónica Álvarez) y para asimilar los hábitos de vida más saludables.

*Mireia Long*

Mónica Álvarez pone el punto sobre las íes. Cuando la leo me siento completamente identificada y comprendida. Me anima a buscar en mi interior y conocerme sin culpa ni dolor, sino llena de esperanza y amor por mí. Los cambios vienen por añadidura.

*Lourdes García*

Llevo un año en el programa y este libro resume perfectamente todas las ideas con las que he conseguido mi objetivo: aprender a comer, y como consecuencia, bajar 15 kilos. Y aún después de tanto tiempo, leo los tips de este libro y me sorprendo aprendiendo cosas nuevas, porque Mónica siempre está buscando nuevas cosas, proponiendo nuevas ideas, y con acierto, porque entiende cómo me siento y me comprende.

*Diana López Merinero*

# #3. La vida como un yo-yo

Hace unos años estaban de moda las dietas hiper restrictivas.

Ibas al médico de cabecera, te daba una hoja con unas indicaciones para seguir un menú de 1500 calorías diarias (o 1800) que luego tú seguías por tu cuenta y riesgo en tu casa.

Yo vi de adolescente a mi madre hacer uno de estos regímenes tan agresivos. Le detectaron colesterol y se propuso bajarlo. En pocos meses adelgazó muchos kilos, es verdad (mi madre tenía una tenacidad increíble) pero no sólo el colesterol no desapareció, sino que este hecho de adelgazar de forma tan agresiva le provocó unos problemas musculares tales que en una ocasión tuvimos que ingresarla incluso porque pensábamos que le estaba dando un infarto. Lo que le provocaba el gran dolor en el pecho que tenía, era el déficit muscular en la zona torácica, imagina los efectos secundarios que vivió. Ella tuvo suerte y no recuperó el peso que perdió. Pero conozco a otra mucha gente que adelgazó y ganó tanto o más peso del que tenía.

Hoy en día se sabe que una buena alimentación pasa por hacer entre 5 ó 6 comidas al día; por incluir todo tipo de alimentos en la dieta (salvo en momentos puntuales a veces), hacer ejercicio y cuidar también otros aspectos no relacionados con la dieta en sí, pero que indirectamente tienen mucho que ver con el éxito o el fracaso.

Sin embargo, gracias a la presión tan fuerte que hicieron las dietas conductistas (dietas restrictivas en las que sólo se cuidaba la conducta alimentaria sin tener en cuenta otros factores) muchas personas siguen en esta tesitura reduciendo su cambio personal a un cambio alimentario; eliminando un montón de alimentos que comidos de forma inteligente son beneficiosos; saltándose comidas o reduciendo de forma exhaustiva la cantidad de alimento ingerido al día; todo ello por una serie de creencias erróneas que desgraciadamente arrastramos todavía.

Ésta es la época en la que la persona de la calle más información tiene acerca de la nutrición, pero sigue sin comprenderse lo básico: que no se puede lograr un peso saludable cambiando solamente la conducta alimentaria. Hace falta incidir en otros aspectos de la persona: mentales, emocionales, sociales, etc. Si no se hace así, la "dieta" como tal está irremediablemente condenada al fracaso.

A mí me gustaría saber cómo es la dieta que tú haces. Cómo son tus éxitos, cómo son tus fracasos y cómo te gustaría que fueran.

Escríbeme respondiendo a este correo y me lo cuentas. Prometo responder.

# #4. ¿Comenzamos?

Si estás pensando ponerte a dieta estás en el lugar adecuado porque voy a darte esta lista de indispensables que no deben faltar en tu maleta de #mamaadieta.

A lo largo de las siguientes páginas te voy a mostrar mi declaración de intenciones, lo que yo concibo que debe incluir una dieta. Imprescindible como te decía trabajar no sólo la conducta alimentaria sino otros factores clave de nuestra vida diaria. Sin esto, el fracaso está asegurado.

Con esto, el éxito te espera a la vuelta de la esquina. Al menos así lo están disfrutando las mujeres que ya trabajan con nosotras en el programa **Tu coaching nutricional** (http://www.tucoachingnutricional.com/p/date-de-alta.html ).

En una dieta la clave está en la motivación. Tú tienes experiencia en esto y sabes de todas las veces que comenzaste con muchas ganas y acabaste abandonando a las pocas semanas porque perdiste la ilusión del principio.

Pues bien, todos estos elementos son básicos para mantenerte motivada y enfocada en tu objetivo: perder peso.

Enhorabuena si has decidido comenzar una nueva vida y estrenar una figura más acorde con tu nueva vida.

Te espera un viaje apasionante y si quieres yo te voy a acompañar.

Coge papel y boli y vete checando esta lista, qué tienes, qué te falta, qué necesitas para completarla.

Hoy comienza tu nueva vida. No la dejes pasar.

¿Lista? ¡Vamos allá!

## 1. Un metro de modista

Este imprescindible es un básico que no te debe faltar. Normalmente cuando hacemos dieta seguimos nuestros progresos a través de la báscula. Pero pocos saben que la báscula puede ser muy traicionera.

Con el metro de modista vas a tomarte semanalmente las siguientes medidas: pecho, cintura y caderas.

Muchas veces, sobre todo al inicio de la dieta, nuestro peso no varía tanto. Sin embargo nuestro volumen si lo hace y esto es lo que nos interesa registrar.

Cuando avanza la dieta tendremos periodos naturales de estancamiento en los que nos desesperaremos por no encontrar diferencias significativas con los pesos previos. En cambio, el metro de modista no engaña: te mostrará claramente cuántos cm de menos tienen tu cintura o tus caderas y esto es tremendamente motivador porque estaremos viendo resultados.

Y estar motivadas es fundamental y lo que marcará la diferencia entre lograr tu objetivo o fracasar.

## 2. Visualización.

Visualizar es fundamental. Todo lo que creamos comienza por un pensamiento, una idea.

Si eres capaz de visualizarte delgada, con el aspecto que te gustaría tener, ya tienes una gran parte del camino recorrida.

Cuando imaginamos cómo queremos que sea algo o alguien ya nos estamos poniendo en camino para lograrlo.

Nuestro cerebro funciona con imágenes, así que la forma más potente que tenemos de conectar con lo que deseamos desde lo más profundo, es imaginar, crear imágenes lo más reales posibles de aquello que queremos lograr.

Cuando le damos imágenes a nuestro cerebro se comporta como si esas imágenes ya fueran realidad. Así si nos imaginamos delgadas y contentas con nuestra figura, nuestro cerebro se sintonizará con esta imagen y actuará en consecuencia, creando las conexiones adecuadas para que a nivel psicofisiológico y psicológico se den las condiciones para que esto suceda.

Además de imaginar podemos crear imágenes físicas, pero esto te lo explicaré en el siguiente punto. Todo suma, todo es necesario.

Y no basta con imaginar cinco minutos por la mañana al despertar y ya está. No. tiene que ser una imagen que nos acompañe en todo momento. Será necesario convertirla en una sensación.

¿Cómo te sentirías si ya estuvieras delgada? O mejor, imagina que ya estás delgada, ¿cómo te sientes? ¿Cómo te comportas? ¿Cómo es tu relación con otras personas, contigo misma?

Se trata de crear poco a poco la realidad que quieres disfrutar en tu vida.

Y motivarte cada momento para lograrla.

## 3. El tablero de los sueños.

El tablero de los sueños sería un paso adelante en la visualización. Se trata de utilizar un corcho o hacer un mural con cartulina y pegar fotografías, recortes, escritos... Todo lo que pueda ayudarte a motivarte y a seguir con tu dieta, siempre enfocada en tu objetivo, llegar a tu peso saludable.

Puedes poner fotografías tuyas de cuando estabas delgada. Estas te devolverán una imagen tuya real que puede volver a ser realidad.

Puedes poner fotografías de mujeres famosas o de hombres, o de amigas que hayan supuesto un apoyo para ti. Las imágenes de esas mujeres a las que quieres parecerte, delgada, sexi, atractiva.

También valen escritos que te motiven, frases célebres, afirmaciones... Todo vale en el camino hacia los sueños.

Puedes poner imágenes de tus 13 indispensables, para que no se te olviden y los tengas siempre a punto cuando la motivación te falle y pienses en tirar la toalla.

Pon el tablero en un lugar en el que pases mucho rato: en tu despacho, en la cocina, en el salón o incluso en un pasillo si ello va a suponer que lo puedas ver lo más a menudo posible.

Se trata de que tengas siempre presente tu objetivo, a través de imágenes, de todo lo que te pueda ayudar.

Una manera más moderna es creando un power point e incluso un collage digital que puedas poner como imagen del escritorio de tu ordenador, de la tablet, del móvil...

¿Vas captando la idea general?

Pues vamos a por otra.

## 4. Tener bien a la vista un vestido o un pantalón de la talla que deseas lograr.

Coge esa prenda y cuélgala bien a la vista en la puerta del armario de tu habitación. Que sea lo primero que veas por la mañana cuando te levantes y puedas visualizar lo guapa que vas a estar con ella.

Cada semana te la vas a probar y vas a comprobar cuanto más te entra desde la última vez que te lo pusiste. Te vas a mirar al espejo y te vas a observar con la prenda a medio subir. Vas a cerrar los ojos y vas a imaginar la sensación que será calzarte como un guante ese pantalón o ese vestido.

No habrá otro gozo mayor cuando por fin puedas metértelo. Nunca ponerte una prenda prieta te hizo tanta ilusión porque eso significará que te queda menos (mucho menos) para lograr la esperada dieta.

Si la cantidad de kilos que tienes que bajar es muy alta, segméntalo. Además de la prenda que represente tu meta final, compra, recicla o pide prestada una prenda sólo dos tallas más pequeñas que la tuya. Así tu camino se irá apoyando en pequeñas victorias que supondrán una alta motivación y una alta probabilidad de éxito.

## 5. Zapatillas y ropa de deporte.

Sí, eso que tanto odias, el deporte es fundamental para lograr el éxito que deseas.

No es necesario que te apuntes a un maratón o que de repente te machaques un montón de horas.

Hay deportes / para todos los gustos, incluso el que puedes realizar en tu propia casa. Puedes utilizar la wii con sus diferentes programas para hacer ejercicio; tienes un montón de aplicaciones para tablet y android gratis o por muy poco precio; en you tube tienes tutoriales de todos los deportes que puedas imaginar. Elige el tuyo y comienza poco a poco.

Hacer dieta puede provocarte un estado como de cansancio, de falta de energía. Cuando nos sentimos así tendemos a comer. Es verdad que la comida es una importante fuente de energía, pero no podemos sacar el 100% de nuestra energía de la comida. Una parte muy importante tiene que venir del ejercicio.

Cuando haces ejercicio, aunque sea poco tiempo, nuestro torrente sanguíneo se pone en movimiento. Oxigenamos nuestro cuerpo mucho mejor y eso eleva nuestro estado energético al momento. Pero es que además al sudar eliminamos toxinas, las endorfinas (opiáceos naturales que produce nuestro cuerpo) riegan nuestro torrente sanguíneo produciéndonos un estado de bienestar y euforia.

Nuestros músculos se moldean con el ejercicio y si además podemos hacerlo al aire libre recuperaremos un color de piel sano y colorido.

Incluso, si incurrimos en pequeñas faltas en la dieta (nadie es perfecto) nos ayudará a quemarlas sin problemas y que nuestro programa general de dieta no se vea afectado.

## 6. Alimentos frescos y saludables en tu nevera o despensa

No te voy a mentir. Para bajar de peso vas a necesitar realizar algún tipo de cambio en tu alimentación.

Los milagros no existen en esto. Si te empeñas en cenar todos los días huevos y patatas fritas con chorizo no conseguirás bajar de peso.

No soy amiga de dietas estrictas y restrictivas.

Estoy de acuerdo con la corriente nutricionista general que aconseja comer entre 5 y 6 veces al día.

Utilizar formas de cocinado que no añadan grasa: cocido, a la plancha, al horno, braseado, al vapor...

Incluir en la dieta diaria alimentos que puedan consumirse crudos para aprovechar todo su aporte vitamínico y mineral.

Hacer comidas con un alto contenido proteico: se recomienda comer al día 0'85g de proteína por kg de peso, 1g entero por kilo de peso si estas embarazada. Habitualmente se consume mucho menos de esto y es tan malo como tomarlo en exceso. Esto de normal es importante, y a dieta todavía más. La proteína sacia antes y hace que la sensación de saciedad dure más y evita que pierdas masa muscular en lugar de grasa. Puedes tomar proteína a través de la carne, pescado, lácteos, legumbres... La proteína más puro se consigue juntando legumbre y grano: El puñado de arroz que echaba nuestra madre al puchero de alubias de toda la vida es el plato de proteína más completa que se puede comer.

Utilizar endulzantes naturales, sin abusar.

Tomar 2 litros diarios de agua. Si puedes beberla fría, mejor. El cuerpo necesita calentarla y en ese trabajo (llamado termogénesis) se queman calorías también.

Introducir variedad en el tipo de alimento y cocinado para no acabar reducidas al típico filete a la plancha con lechuga.

No ser "estrictamente estricta" con una misma si en algún momento te saltas la dieta. Evitar entrar en culpabilidades inútiles y castigos. Si te caes te levantas de nuevo y listo. Pasó la era de la mujer flagelada. Estamos para disfrutar y divertirnos y sobre todo, para dejar que aflore poco a poco la mejor versión de nosotras mismas.

Busca la manera de cocinarte postres y platos light que te alegren el paladar pero que no añadan calorías. En internet hay muchas recetas.

Quiérete mucho y dale a tu cuerpo lo que necesita. Ni más ni menos.

Lo importante de la dieta es sobre todo no abandonar. Terminó el tiempo de las dietas restrictivas y "coñazo". Descubre toda la cantidad de alimentos que puedes comer, cómo combinarlos, cocinarlos y en qué momento del día puedes comer qué para sacarles (te) mejor partido.

## 7. Papel, boli, tacos de post it, libreta, folios...

Lo que necesites.

Se trata de que pongas por escrito tus propósitos, tu misión, tus objetivos y que los revises a menudo.

Puedes decorar tu tablón de los sueños, dejarte notas dándote ánimos, ponerte avisos en el calendario o en la agenda...

Puedes llevar un diario con tus avances, un blog, un cuaderno de notas en el que resumas con una frase como te fue el día...

Seguro que se te ocurren más utilidades. Si quieres escríbeme y me lo cuentas.

## 8. Cámara de fotos.

Cuando estamos gorditas tendemos a escapar de la cámara de fotos. ¿Cuándo fue la última vez que te sacaste una foto con tus hijos? ¿Eres tú la que saca siempre las fotos?

A lo mejor sin darte cuenta te estás perdiendo el retratar una parte muy importante de tu vida con tus hijos. Cuando ellos sean mayores y te pregunten que por qué no tienen fotos contigo de niños ¿Qué les responderás? ¿Que porque estabas gorda? Un día, cuando tus hijos sean adultos, cuando tú ya no estés y busquen recuperarte a través de las fotos de tu niñez, ¿crees que les importará tu gordura o tener fotos bonitas contigo a través de las que recordarte?

Hoy te invito a una terapia de choque. Vete al espejo más grande que tengas, desnúdate (vale, puedes quedarte las bragas y el sujetador) y sácate una foto de cuerpo entero.

Mírala. Esa eres tú. Vas a sacarte una foto así cada 15 días y vas a crear un álbum (digital o físico, lo que prefieras) en el que puedas tener una prueba palpable de tus avances.

Puedes hacerte otra foto vestida, en la que podrás ver los cambios que se van a operar en ti a través de la ropa.

A veces, como el patito feo del cuento, no nos hacemos conscientes de cómo hemos cambiado hasta que no vemos nuestra propia imagen en un espejo.

Y corre, ve a sacarte fotos con tus hijos, que tienen la mama más guapa del mundo y tú sin enterarte.

## 9. Maquillaje y cosméticos actualizados

Ya sé, te gusta ir con la cara lavada.

¿Cuándo fue la última vez que te diste una hidratante en la cara? ¿O cuando te hiciste una limpieza de cutis o te aplicaste un tónico?

No necesitas maquillarte para limpiarte el rostro con un desmaquillante y aplicarte una hidratante.

El día a día, la polución de la calle, las propias células muertas que tu piel produce, la grasa cutánea... se acumulan en la dermis tapando el poro, restándole luz y luminosidad, preparando el terreno para esas pequeñas arruguitas y manchas que ya aparecen con la edad.

Señoras, esto no se soluciona con agua y jabón.

Tú piel necesita nutrientes, vitaminas que la cosmética moderna le puede proporcionar. No dejes de nutrir y preparar tu piel. Te lo agradecerá ahora y también dentro de unos años. Y con la piel limpia te sorprenderás de lo bien que absorbe tu crema diaria o lo que le des. Tu piel es muy agradecida, sólo tienes que cuidarla un poquito.

Cuando hablo de maquillarse no me refiero a que te pintes como una puerta. Hay muchos tipos de maquillaje para diferentes momentos y situaciones. Tú puedes elegir el tuyo.

Por ejemplo uno vistoso si tienes una boda o una salida especial. Puedes optar por un maquillaje natural para diario: un. A base que te color al rostro, un poco nada mas, con un tono similar a tu propia piel. Un poco de colorete, un brillo de labios, tal vez un color discreto en los ojos. Un poco de rímel. No hace falta que te pongas de todo. Déjate aconsejar por alguien que entienda. No te imaginas como puede cambiar un rosto o una mirada.

Hoy en día no hay mujeres feas, hay mujeres sin arreglar.

Iría parejo al maquillaje unas cejas delineadas, un mentón libre de vello...

Recupera las tardes de amigas y maquíllate con ellas, prueba cremas... Con tus hijas también puedes hacerlo, es muy divertido.

A estar guapa también se aprende. ¿Ser más bien fea era un valor en alza cuando eras niña?

¿Te convencieron de que eras fea y que lo más que podías aspirar era a ir con la cara lavada para no parecer una mona pintada?

Te voy a contar un secreto: no hay mujeres feas. Hay mujeres que saben sacarse partido y otras que no.

A esto iría unido el saber que colores te van bien, que tipo de ropa le va bien a tu cuerpo, que tipo de corte o de peinado le va a tu cara...

Se dice que no hay novias feas. Y esto es porque muchas mujeres no nos damos el lujo de hacerse un estudio completo de imagen más que cuando se van a casar. Nos compramos un vestido carísimo, de una calidad increíble que sólo por el aspecto ya tiene que sentar bien; una modista arregla aquéllas zonas y lo moldea a nuestra medida para realzar nuestro cuerpo hasta límites infinitos. Durante meses nuestra peluquera y estilista planean el peinado el maquillaje... Nos hace pruebas comprobando qué le va mejor a nuestros rasgos, a nuestro color de piel, hasta dar con el peinado y maquillaje perfectos para nosotras. Por una vez no vamos igual que todo el mundo, sino que una serie de profesionales nos preparan para ser las reinas de la belleza por un día. Si pasaste por todo este proceso mírate en las fotos de tu boda y descubre a la diosa que ya existe en ti, porque será la imagen más verídica que tengas de ella. Afrodita en su mayor esplendor.

Ahora, no necesitas casarte para pasar por este ritual de iniciación. No necesitas un vestido de 2.000€. Puedes hacerlo de forma más sencilla, haciéndote con un guardarropa que te vaya bien en forma y color por mucho menos precio. Un corte de pelo que anime tu cara y tu alma. Un maquillaje que exprese tu verdadera esencia.

No dejes que tu verdadero yo permanezca oculto bajo capas de células muertas, bajo el disfraz de cenicienta que un día te enseñaron a vestir. ¡Descubre a la diosa que hay en ti!

# 10. Dos cambios de ropa nueva, que te siente bien, y que sean de tu talla actual

Sí, esta vez va a ser diferente. Esta vez con mi ayuda lo vas a lograr.

Pero oye, necesito que me ayudes a ayudarte. Y necesito que comiences a sentirte bien contigo misma y con tu cuerpo desde ya.

Tienes un cuerpo único. No responde a los estándares actuales, es verdad, pero tu cuerpo es un milagro vivo y real. Es el único cuerpo que tienes y has de mantenerlo en estado óptimo hasta el fin de tus días.

Necesito que te re-descubras, que te mires al espejo y te veas tal y como eres.

Eres una diosa, la personificación de Venus, también conocida como Afrodita, diosa del amor erótico.

Tal vez tú ahora mismo no te sientes así, pero te pido que hagas un acto de fe y confíes en mí.

Lo que te decía en el apartado anterior que no hay mujeres feas, sino mujeres que no saben sacarse partido, sirve también para éste.

De nada te sirve tener un cuerpo delgado y bonito si no sabes vestirte para realzarlo. De la misma manera, los cuerpos con curvas también pueden lucir bellos con la ropa adecuada.

Y lo importante es que tú te sientas bien contigo mismas desde ahora mismo. Si pones tus esperanzas en un futuro, puede ser que ese futuro llegue algún día y no te reconozcas. Podrías perder esos 5, 10, 20 kilos que te sobran y seguir ocultando tu cuerpo bajo ropajes que no te favorezcan en nada.

Porque lo que llevamos en el interior se ve en el exterior.

Si tú no te quieres a ti misma, si no te gustas, difícilmente vas a luchar por lucir bonita, porque tu auto castigo será precisamente lucir fea, gorda y apagada.

Y queremos que luzcas bella, curvilínea y refulgente.

Así que estamos hablando de algo más que la ropa que llevas.

Me dirás, ya, pero es que yo no soy así.

Una vez más te pido que hagas un (gran) acto de fe y confíes en mí.

Y comiences a cambiar tu vida de fuera a adentro.

Vete a una tienda de ropa femenina. A una tienda que sepan atender a la mujer con curvas y que tengan ropa para ti.

Hace años estar gorda suponía ir vestida tipo "mesa camilla". Hoy en día hay mucha ropa muy bien adaptada a mujeres con talla grande.

Te invito a buscar información acerca del tipo de ropa que te puede ir mejor, de los colores que te favorecen, del tipo de corte de ropa que resalte tu figura.

Hay prendas que nos hacen más delgadas. Prendas que resaltan el busto si es que tienes poco. Prendas que disimulan si es que tienes mucho pecho.

Saber qué tipo de escote te va mejor, qué corte de ropa te va para el tipo de cuerpo que tú tienes.

Te animo a investigar en internet pues hay mucho material con el que aprender a resaltar tu atractivo y potenciar tus puntos fuertes.

Como estás adelgazando no te voy a pedir que renueves ahora todo tu vestuario. Pero sí voy a pedirte que te compres un par de juegos de ropa. Puede ser un pantalón y un jersey o un vestido o camisa y falda… Lo que te apetezca. Es interesante que sea ropa que puedas combinar entre sí, ropa que te haga aflorar las ganas de estrenar.

Recupera esa sensación que tenías de niña cuando estrenabas un vestido que te encantaba. Lo feliz que te sentías, lo especial que eras porque alguien te había regalado esa prenda tan bonita con la que estabas tan guapa.

Hoy tú eres esa persona que te va a regalar el recuperar esa sensación.

Mírate al espejo y "ve-te" (curioso, no hay conjugación en castellano del verbo ver para referirse a verse a una misma; no te puedes ver, sólo mirar) a ti misma con tu nueva sonrisa.

Aprovecha y vete a la peluquería. Ve donde una profesional que te haga un corte de pelo que te favorezca. Esto también es importante. Tal vez es el momento de darse algún toque de color en el cabello que te ayude a recuperar esa juventud que todavía tienes y que a veces parece que se haya quedado guardada en el baúl de la ropa "que algún día me volveré a poner".

Es importante que empieces ya a quererte. No te digo que te enamores de un momento a otro. Simplemente mírate, gústate un poquito. Hazte un regalo. Rememora la sensación de sentirte especial porque alguien te hizo un regalo especial.

Relájate y disfruta. Vas muy bien. Estás en el camino correcto.

# 11. Báscula

Te darás cuenta de que he puesto la báscula casi al final.

Ese objeto presente en nuestras dietas, tan temido y odiado como el más feroz de los enemigos.

Lo mejor que he escuchado sobre una báscula es que tiene que ser tu amiga, tu compañera, tu cómplice en el camino. La que te va cantando tus éxitos, la que te dice que vas muy bien, que lo estás logrando.

Sin embargo no siempre es así.

Y no porque nos estemos saltando la dieta (que a veces también) sino porque el cuerpo femenino es mucho más complejo de lo que a primera vista parece.

Desde hace siglos impera el modelo médico que se apoya en la anatomía masculina como base. Lo referente a la anatomía femenina, desde esta perspectiva médica, viene a ser una adaptación de la anatomía masculina.

Y esto es un error mayúsculo.

El cuerpo masculino, por herencia genética, está hecho para criar músculo y quemar grasa. El hombre en la selva salía a cazar y tenía que correr para que el depredador no lo atrapara.

La mujer es el receptáculo de la nueva vida que está en camino. Nuestros cuerpos están preparados para gestar y criar. Almacenamos grasa para estar preparadas de cara a la gestación del bebé y posterior amamantamiento. Pues el feto primero y el lactante después necesitan de nuestras reservas nutricionales y energéticas para desarrollarse y crecer.

Es verdad que el hombre puede también engordar y acumular grasa. Pero en cuanto regule su alimentación, restrinja determinados alimentos y aumente el ejercicio físico se quitará todos esos kilos demás dejando aflorar su musculatura.

Las mujeres no. Nosotras engordamos y si tratamos de hacer dieta nuestro cuerpo se pone alerta, como si hubiera una hambruna en el profundo invierno y comenzará a ralentizar su metabolismo para quemar cada vez menos grasa y aprovechar toda la que traigan los alimentos ingeridos, así estemos comiendo únicamente lechuga y filete a la plancha.

Esto en el paleolítico estaba muy bien, ya que las mujeres pasaban la mayor parte de su edad adulta embarazadas o criando, pero en pleno siglo XXI queda bastante fuera de lugar.

Y sin embargo, aunque culturalmente somos mujeres modernas, biológicamente somos como aquellas mujeres que vivían con un bombo permanente y un chiquillo apoyado en la cadera o en la teta.

El modelo anatómico masculino asume que el cuerpo es lineal. Si comes engordas y si haces ejercicio, adelgazas.

Todos los consejos que se dan desde las diferentes asociaciones de nutrición se basan en estas premisas. Que para los hombres seguramente serán muy ciertas, pero para las mujeres no.

Así nos convencen de que además de gordas somos raras porque nuestros cuerpos no adelgazan como deberían.

Porque actualmente la mayoría se jacta de no ser religioso. Sin embargo en nuestra sociedad atea y ultramoderna el pecado de la gula es uno de los más castigados socialmente.

Si estás gorda es porque te atiborras a pasteles todos los días. Esto es lo que piensa mucha gente delgada que ni de lejos es consciente de que el problema de la obesidad es un problema multicausal que no se soluciona solamente poniéndose a dieta.

A lo largo del mes las mujeres vivimos dos periodos muy importantes a tener en cuenta: el ovulatorio y el menstrual.

Los días previos y los que corresponden a estos periodos el cuerpo femenino experimenta un aumento significativo en relación a la retención de líquidos.

Estos días tu báscula se volverá loca y te dará resultados que tirarán por tierra todas tus ganas y tu motivación.

Una mujer menstruante o en plena ovulación puede aumentar hasta en dos kilos su peso.

¿Cuántas veces te pesaste y casi te da un soponcio porque pesabas mucho más de lo que pensabas que ibas a pesar?

¿Cuántas veces te pasó que al pesarte al día siguiente o a los dos días todo ese peso había desaparecido como por arte de magia?

Son los misterios del cuerpo femenino.

Tenemos cuerpos misteriosos que nadie, ni nosotras, comprende.

Es importante por ello que seamos comprensivas con nosotras mismas, que tengamos la mente abierta, que no nos castiguemos si "pecamos" un poquito.

Igualmente, para obtener un resultado coherente en la báscula se recomienda pesarse en las mismas condiciones, ropa similar, en el mismo horario...

Por ejemplo, una buena hora suele ser en ayunas nada más levantarse, después de haber hecho pis, con la ropa de dormir que suele ser ligera.

Pero claro, no es lo mismo pesarse a las siete de la mañana entre semana que a las once un sábado o un domingo. El peso variará, aunque no estés haciendo dieta ni nada.

Se recomienda no pesarse más que una vez a la semana para no obsesionarse ni asustarse con el peso.

Pero si eres curiosa, te invito a pesarte diariamente durante unos días. Es la mejor manera de poder comprobar nuestra naturaleza cíclica y misteriosa. Yo lo hice así durante 3 meses una vez y aprendí muchas cosas:

- Que podía bajar peso aún habiéndome "portado mal"

- Que podía subir peso aún habiéndome "portado bien"
- Que el peso de hoy tiene que ver con lo que hice o más bien comí hace unos días
- Que previo a la ovulación o la menstruación se retienen tantos líquidos que puede aumentarse hasta dos kilos de peso. Esto es frustrante
- Que tres o cuatro días después puedes perder todo ese peso e incluso más si lograste ceder a la tentación de los carbohidratos
- Que aunque estés lactando y no tengas ovulación ni periodo, tu cuerpo sigue siendo cíclico y tienes oscilaciones en el peso cada quince días
- Que aunque subas peso o bajes de forma aparentemente aleatoria, es importante tener a la semana un día de pesaje oficial y comparar los pesos obtenidos en esos días para ver si subiste, te mantuviste o bajaste
- Que cuando haces una dieta realmente eficaz, la báscula es ciertamente tu mejor compañera

Como vez la báscula es un instrumento que mal utilizado puede ser engañoso y negativo para nuestros propósitos. Bien utilizado puede ser un instrumento ideal de autoconocimiento.

Tenemos mucho que aprender de nosotras y de nuestros misteriosos y maravillosos cuerpos y podemos ayudarnos de todas las herramientas que podamos necesitar. La báscula sería una de ellas.

Importante comenzar ya a quererse y a aceptarse tal y como somos. Fundamental si no quieres llegar a tener un cuerpo delgado y sufrir igual que ahora porque sigue sin gustarte tu figura. Porque sigues sin gustarte tú.

## 12. Grupo de amigas con la que compartir avances... y mucho más

Éste es fundamental. Celebrar los avances, conjurar los retrocesos, consultar dudas, preguntar todo lo que necesites saber, quedar para probar cremitas y maquillaje... La tribu es fundamental también cuando estamos a dieta.

La obesidad también es una cuestión social. Y de una sociedad enferma con costumbres muchas veces incomprensibles.

Las mismas personas que te animan para ponerte a dieta son las que primero te dicen: "te vendría muy bien bajar unos kilitos", "¡pero cómo puede ser que engordaste tanto!", " a tu edad deberías pensar en bajar de peso", tendrías que comer más sano, hacer ejercicio..." y después te frenan con comentarios del tipo: "¿Pero ahora no te convertirás en una maniática de la comida sana?", "¿Pero ya no irás a adelgazar más?", "a ver si te vas a desnutrir, a tu edad no te interesa"...

Y muchas veces lo malo es que no son personas ajenas a nosotras, sino que pueden ser nuestra madre, nuestra hermana, nuestra amiga, nuestro marido...

Las mamás además tenemos un hándicap grande a la hora de hacer dieta: nuestra despensa está llena de galletas, chocolate, cereales, bizcochitos, madalenas... y todo tipo de alimentos prohibidos. Que compramos para nuestros hijos pero que nosotras muy gustosamente consumimos también.

Y esto nos mata. Lo lógico es no comprar aquéllo que pueda tentarnos, pero con niños en casa, no podemos ponerlos a todos a dieta, así que el esfuerzo es mucho mayor.

Hay muchos temas cotidianos que viene bien poder comentar, algunos relacionados con la dieta y otros que, si bien no tienen tanta relación, sí que son responsables de nuestra salud psicoemocional y nuestro bienestar cotidiano.

Las amigas están ahí para apoyarse, para los malos momentos y también para los buenos.

Tal vez desde que eres madre tu tiempo de relaciones sociales se ha visto drásticamente reducido. No es fácil quedar con amigos si tienes hijos y ellos no, por ejemplo. No suele haber mucha comprensión de parte de los "no padres" hacia los "padres". Y por supuesto ellos se quejan de lo mismo.

Si tus amigas también tienen hijos a lo mejor vives en otra población y no es tan fácil quedar con ellas.

O a lo mejor tus intereses vitales han cambiado tanto con respecto a los suyos desde que eres madre que te sientes como una marciana entre tus amigas de toda la vida.

Suele haber un momento en la vida en el que se crean nuevas amistades. Tal vez con las mamás del parque al que sueles ir con tus hijos, o las mamás de la clase de tu hijo, o esas personas que has conocido en tus clases de yoga con las que quedas de vez en cuando a tomar algo.

Tal vez eres afortunada y tienes una buena cuadrilla de amigos con los que quedar para hacer planes con vuestros hijos, vuestras parejas y pasarlo en grande en cualquier momento chicos y grandes.

Hoy en día además, con internet, tenemos la posibilidad de encontrar personas muy afines a nosotras aunque nos separen cientos de kilómetros. Nos juntamos en foros, en las redes sociales, en un grupito privado de facebook. Es curioso cómo a veces podemos tener tanta afinidad con personas que viven tan lejos, a las que no vimos nunca y a las que tal vez nunca lleguemos a ver.

Yo ya llevo más de 8 años relacionándome en internet con muchas personas, y algunas hoy puedo decir que están entre mis mejores amigas.

He recorrido kilómetros con mi familia en coche para conocerlas en persona, y las experiencias han sido maravillosas. La química ha seguido siendo increíble, y no sólo entre nosotras, sino también entre maridos y también entre niños.

Visitas puntuales, encuentros de fin de semana... Han servido para estrechar lazos, fortalecer nuestra relación y continuar después por internet con más fuerza si cabe.

Este invierno hemos celebrado hasta alguna fiesta privada por chat con videocámara y ha sido increíble.

Por supuesto que en persona es mejor. No dudo de que algún día también podremos celebrarlas en persona. Pero mientras, no dejaré de utilizar todas las posibilidades que me brinda un gigante de las telecomunicaciones como es internet.

La dieta no debería ser algo especial que se realiza una temporada y ya está. La dieta debería ser cotidiano, una costumbre que adquirimos y que se queda ahí para fortalecer nuestra salud y mejorar nuestro cuerpo y nuestra vida a todos los niveles.

Además de la dieta hay otros muchos temas que tienen que ver con el verse y sentirse bien, como es el aspecto, las relaciones, la autoestima, el deporte... las amistades.

Es importante tener personas con las que compartir, celebrar, sentirse acompañadas, apoyadas, empoderadas...

Yo estoy muy contenta con mis amigas, son lo más

¿Y tú?

# 13. Asesoría personalizada.

Es cierto que todas somos diferentes.

Lo que me motiva a mí a ti no te sirve.

Yo retengo líquidos y no puedo comer verdura de hoja verde; tú tienes unos horarios de trabajo que te obligan a comer de tupper; ella odia la fruta y las ensaladas.

Hay quien no tiene tiempo para hacer deporte; quien es alérgica al gluten, al huevo y a la leche de vaca; quien necesita bajar mucho peso a lo largo de una temporada larga; quien quiere bajar unos kilitos para meterse en el vestido que se compró el verano pasado.

Para todo problema hay una solución y la persona que mejor puede ver la tuya es una profesional.

Si, ya lo sé, llevas años leyendo sobre nutrición. Has hecho la dieta de la alcachofa, la de la sandia, la del cucurucho... y ninguna te dio resultado. Con esa que hiciste hace dos años que te pasó tu cuñada bajaste 10 kilos, pero luego cogiste esos 10 y otros 5 de rebote.

Estás cansada del efecto goma.

No entiendes cómo puede ser que te pase, porque tú has hecho un máster en nutrición en la universidad de la vida.

Sin embargo, déjame decirte que no es oro todo lo que reluce.

Que no toda la información sobre dietas que viene en las revistas es correcta.

Que ni los grandes nutricionistas se ponen de acuerdo a veces.

Que tu médico de cabecera aunque te "recete" esos papelitos tan monos con dietas de 1800 calorías no es un experto en nutrición, que seguro que no sabe mucho más que tus amigas que están igual que tú.

Que en los últimos años se ha investigado mucho en cuestión de dietética y nutrición.

Que algunas formas de alimentarse que han denominado como "dietas milagro" en realidad están basadas en supuestos científicos validados pero que por intereses económicos no salen a la luz.

Que no es oro lo que reluce (esto creo que ya lo he dicho). Y que hay muchos mitos e historias falsas en torno a las dietas que todos hemos tomado en algún momento como verdaderos.

Por eso es importante la figura de la dietista. Alguien que te va a conocer lo suficiente como para recomendarte la dieta que te cae bien a ti.

Que te la va a ajustar según lo vayas necesitando.

Que va a tener en cuenta múltiples aspectos de ti misma, no sólo tu peso y tu altura para ayudarte a determinar el peso saludable al que quieres llegar.

Que te va a apoyar, animar, te va a ayudar a sacar lo mejor de ti misma para que tu proceso dietético sea un éxito y logres llegar a donde tú te propongas.

Tu asesora dietética va a ser esa persona de confianza que ve sobre ti más allá de lo que tú ves y te empodera y te lanza con fuerza hacia adelante para llegar a meta de forma eficaz y sacando la diosa que duerme en tu interior.

¿Te vas a perder vivir esta experiencia?

# #6. Agradecimientos

Quiero hacer partícipes de toda mi gratitud y mi cariño a todas las integrantes del **Programa Tu coaching nutricional** que me han apoyado y animado en el lanzamiento de este proyecto: Yolanda, Montse, Mireia, Azucena, Judith, Lourdes, Yuria, Diana, Taty, Rocío, Stephanie y Dessiree.

Especialmente a Pilar Martínez, compañera de fatigas desde hace meses.

Gracias a todas que me habéis apoyado leyendo cada parte del manuscrito, me habéis regalado vuestros comentarios y testimonios y me habéis animado en los momentos de bajón.

¡Va por ustedes!

# #7. Curso on line gratuito #mamaadieta

Este ebook que tienes en las manos es el tema 1 de un curso que he llamado "#mamaadieta".

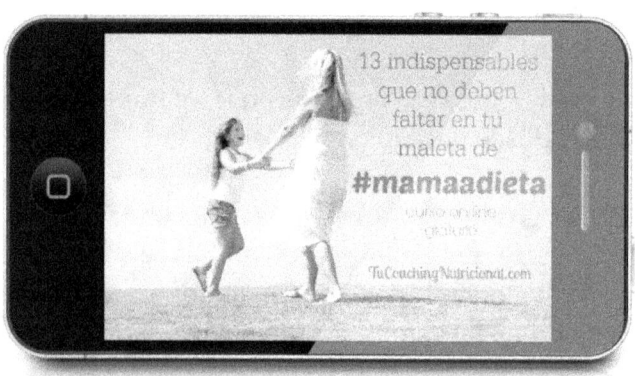

Si no te diste de alta para recibirlo aún estás a tiempo de hacerlo aquí:

http://www.tucoachingnutricional.com/p/curso-gratuito.html

Y en breve comenzarás a recibir tu curso gratuito en el que aprenderás a:

-   Cómo evitar caer en los errores que cae la mayoría de la gente que termina por abandonar su dieta.
-   La metodología que mi equipo y yo proponemos no sólo para que tu dieta sea un éxito, sino para que logres bajar esos kilos que te sobran, te sientas feliz contigo misma y descubras a la diosa que hay en ti.
-   La importancia de un cambio total de vida y cómo tú también puedes lograrlo.

Si te gustó este ebook y crees que puede resultar interesante para otra persona, te invito a dejar tu comentario en la página de venta de la tienda en que lo compres. También a dejar tu testimonio aquí:
http://www.tucoachingnutricional.com/p/curso-gratuito.html

Muchas gracias por acompañarme hasta aquí. Nos vemos en el siguiente tema del curso

# #mamaadieta

Irun, junio de 2014

Mónica Álvarez

www.ingramcontent.com/pod-product-compliance
Lightning Source LLC
Chambersburg PA
CBHW071329310526
45789CB00017B/2153